Hans Pechatschek – **Ringelblume** – Ein großes Geschenk der Natur

Hans Pechatschek

Ringelblume

Ein großes Geschenk der Natur

W. ENNSTHALER-VERLAG, STEYR

2. Auflage 1988

ISBN 3 85068 244 7

Inhaltsverzeichnis

VORWORT

Ich habe mich nun entschlossen, eine weitere Heilpflanze von ganz außergewöhnlicher Heilkraft vorzustellen. Auch sie ist (fast) in Vergessenheit geraten und auch sie ist es wert, aus ihrem Dornröschenschlaf geweckt zu werden, denn sie ist in vielen Fällen imstande uns zu helfen, die Gesundheit zu erhalten oder sie wieder-zu-gewinnen.

Die Heilkraft der Ringelblume war für unsere Eltern und Großeltern kein Geheimnis. Wir müssen sie neu kennenlernen, denn sie ist ein wahres Geschenk der Natur.

Es ist sicher kein Fehler, wenn wir die Heilkraft dieser Pflanze neu in die Volksheilkunde einbeziehen, wie es sicher auch kein Fehler ist, sich alter Traditionen zu erinnern und dort, wo es angebracht ist, sich ihrer zu bedienen.

Natürlich muß man wissen, wo die Pflanzenheilkunde anzusiedeln ist, wo ihre Grenzen verlaufen, aber sie zu ignorieren, wäre bestimmt mehr als unsinnig.

Der Mensch muß erzogen werden, auch dazu, mitzudenken, über Probleme der Gesundheit. Darüber hinaus muß er aber auch aktiv mitarbeiten, seine Gesundheit zu erhalten.

Wir berufen uns so gerne auf die Natur und ihre Gesetze, aber wenn wir etwas für die Natur tun sollen, dann tun wir uns meist sehr schwer, dann versagt unsere Vernunft, dann handeln wir sehr oft gegen die Natur.

Der Autor

St. Georgen im Attergau, Mai 1987

BETRACHTUNG

Wie bereits im Vorwort gesagt, wir reden alle von der Natur, wir lieben sie und wir sind naturverbunden. In Wahrheit aber entfernt sich die Menschheit immer mehr vom Wesen der Natur und es kommt mir immer der Ausspruch Wilhelm Buschs in den Sinn, wenn ich über das Problem „Mensch und Natur" nachdenke:

„Mutter Natur, welche dem Individuum zu seiner Ausstattung erst allerlei vorschießt, hält sich für verpflichtet, es für die gemeinsamen Fonds, woraus es geliehen, wieder zu reklamieren, wenn es, ihrer Meinung nach, lange genug her ist."

Man muß sich als denkender Mensch bei Inangriffnahme dieses Themas sehr beherrschen, um nicht böse zu werden, böse zu werden über die Leichtfertigkeit der Menschen im Umgang mit der Natur. Um aber beim Thema Heilpflanzen zu bleiben, kann man mit dem Volksmund nur sagen: „Gegen die Dummheit ist kein Kraut gewachsen", oder mit Wilhelm Busch, „Dummheit ist auch eine natürliche Begabung".

Darüber könnte man Bände füllen, aber man kann eigentlich nicht oft genug darüber reden, denn das Problem „Mensch und Natur" erlangt täglich mehr an Aktualität.

Mensch und Natur müßten eine harmonische Einheit bilden – sie tun es aber nicht, weil der Mensch aus den verschiedensten (selten edlen) Gründen diese Einheit langsam aber sicher zugrunde richtet. Ein Umdenken und verantwortungsbewußteres Handeln wäre höchst an der Zeit!

Wir wollen kein „Zurück zur Natur" im Sinne von primitiver Lebensweise und Aufgabe wissenschaftlicher Errungenschaften, nur wir sollten bald mit der Natur sorgfältiger und liebevoller umgehen und ihr und uns zuliebe Opfer bringen.

Zur Natur gehört auch die Naturheilkunde, die ihre Heilmittel aus der Natur bezieht, so alt wie die Menschheit ist und daher auf einen ungeheuren Erfahrungsreichtum zurückgreifen kann.

Auf gar keinen Fall sollen hier die Errungenschaften der modernen Medizin angegriffen werden, ganz im Gegenteil, ich bestaune ihr Können und ihre Leistungen, bin aber der Meinung, daß man nicht alles kritiklos hinnehmen sollte.

Unsere Vorfahren haben sich bei bestimmten Erkrankungen bestimmter Kräuter bedient und dabei ihre Erfahrungen gesammelt. Mißerfolge waren auch dort zu verzeichnen, − wo nicht − aber auf die Naturheilkunde zu verzichten, hieße auf einen reichen Erfahrungsschatz zu verzichten. In keinem Beruf würde man das tun, warum also ausgerechnet in der Heilkunde?

Wie sagt Wilhelm Busch: „Darf der Gebildete nicht mehr unbefangen übers Wetter reden?" In Abwandlung könnte man fragen: „Darf der Gebildete (Arzt) nicht mehr mit Naturheilmitteln arbeiten?"

Wenn man zwischen der Schulmedizin und der Naturheilkunde eine Mauer errichtet, so muß man sich fragen, wer soll vor wem geschützt werden?

Die großartigen Errungenschaften der medizinischen Wissenschaften führten dazu, die Naturheilkunde immer mehr ins Lächerliche, Unbedeutsame abzudrängen. Aber nicht nur die Kräuterkundigen wurden Opfer dieser Einstellung, es ging der homöopathischen Heillehre, der Akupunktur, der Kneipp-Heilmethode u.a. nicht viel besser.

Zugegeben, man muß die Spreu vom Weizen sondern und sogenannten Wunderdoktoren das Handwerk legen. Andererseits gibt es auch in der Schulmedizin einiges, was zu denken gibt; wie z. B. die Nebenwirkungen verschiedener Medikamente.

Wenn wir aber genau beobachten, so sehen wir, daß heute eine Wende sich abzeichnet, viele praktische Ärzte beginnen sich für Naturheilkunde zu interessieren. Diese Entwicklung wäre natürlich für die Kranken ein Segen und außerdem würde man dabei auch den sogenannten „Gesundheitsvereinen", die in letzter Zeit wie Pilze aus der Erde sprießen, das Wasser abgraben.

Solche Vereine bringen die Schulmedizin ebenso in Verruf, wie die seriöse Naturheilkunde und sind bei näherer Betrachtung nichts weiter als ein „Bombengeschäft".

Wenn diese Vereine z.B. sündteure Frühjahrskuren anbieten und in ihrer Werbung Versprechungen machen, welche nicht erfüllbar sind, wenn sie dies dann noch im Namen Gottes und im Namen von Heiligen tun, so wird es hier in vielfacher Hinsicht mehr als bedenklich. Bedenklich muß es uns aber auch machen, wenn wir in dem Bestseller „Bittere Pillen" beispielsweise lesen, daß Gurgeln mit Salbeitee „genauso wirksam" ist wie die Verwendung jeglicher Gurgel-„Medikamente".

Wieso können derartige Gesundheits-„Sekten" entstehen, wo haben sie ihren Nährboden, wer oder was hat versagt?

Ich möchte in diesem Zusammenhang keine Schuldzuweisung vornehmen, nur als denkender, mündiger Mensch, lebend in einer Demokratie und überzeugter Demokrat, nehme ich mir das Recht heraus, zumindest Denkanstöße in dieser Richtung zu bringen.

Kein Kraut ist gewachsen gegen Scharlatane und Profitgeier — und wir finden sie überall bis hinauf in die höchsten Ebenen. Das sind leider menschliche Eigenschaften, die man auch im Sport, in der Politik und in fast allen Bereichen beobachten kann und die letztlich über die guten Eigenschaften der Menschen dominieren.

> „Ich glaube, daß wir haftbar sind für unser Tun und Sein;
> besonders für das letztere, welches das erste ist."
>
> *(Wilhelm Busch)*

Es muß gesagt werden, daß eine verantwortungsbewußte Kräuterheilkunde ebenso wie die Homöopathie darauf abzielt, die Körperreaktionen anzuregen, den Körper zur Selbsthilfe zu veranlassen — und das geschieht mit geringen Dosen.

Ähnlich wie in der Homöopathie, werden von verantwortungsvollen Kräuterheilkundigen nur Dosierungen verwendet, die nie gefährlich sein können.

> „Ein alter Esel fraß die ganze
> von ihm so heiß geliebte Pflanze."
>
> *(Wilhelm Busch)*

In der Homöopathie werden dem Kranken nur ganz geringe Mengen Arznei zugeführt, die in größeren Dosen krankheitsähnliche Symptome hervorrufen würden, z.B. wenn jemand Durchfall hat, bekommt er eine ganz geringe Dosis Abführmittel. Man nimmt an, daß sich der Organismus wehrt und dadurch selbst die Krankheit bekämpft.

Ebenso sollte man mit pflanzlichen Heilmitteln (Tees, Tinkturen etc.) mit der Dosierung sehr vorsichtig vorgehen, um keinen Schaden anzurichten. Man bedenke, daß es auch unter den Pflanzen welche gibt, die Gifte in sich haben, die bei zu hoher Dosierung sogar tödlich sein können.

> Paracelsus sagte:
> „Allein die Dosis macht, ob ein Ding sei
> Gift oder Arzeney."

Während die Homöopathie nach der Ähnlichkeit angewendet wird, zielt die „Phytotherapie" (Verwendung pflanzlicher Substanzen als Arznei) direkt auf die Steuerung von Organfunktionen.

In unserer Betrachtung über die homöopathischen Potenzen müssen Sie sich vorstellen, daß der flüssige, alkoholische Extrakt (Urtinktur) der aus Heilpflanzen gewonnen wird, durch wiederholte Verdünnung aufbereitet wird.

Man nimmt 1−3 Gramm Urtinktur und füllt auf 10 Gramm mit Alkohol auf, so daß in dieser alkoholischen Flüssigkeit $\frac{1}{10}$ des pflanzlichen Wirkstoffes bleibt, anschließend wird kräftig geschüttelt. Den Vorgang nennt man „Potenzieren" die Dezimalpotenz = D 1. Man kann nun diese Potenz D 1 weiter verdünnen und erhält dann D 2, D 3, . . . eine D 4 ist also viermal 1:10 verschüttelt (verdünnt) worden; in 1 Gramm davon ist $\frac{1}{10}$ mg des pflanzlichen Wirkstoffes enthalten.

Alle höheren Potenzen sind für den Pflanzenheilkundler uninteressant, da sie nicht mehr direkt wirken.

D 1 bis D 4 sind Tiefpotenzen und haben noch einen relativ hohen Wirkstoffgehalt, können also noch direkt wirken. Aufgrund der geringen Arzneimenge kann es zu keinen Gesundheitsschäden und zu keinen Nebenwirkungen kommen.

Phytotherapie und *Homöopathie* haben also die Absicht, so einzuwirken, daß der Organismus zur Selbsthilfe angeregt wird.

Die Anwendung von Heilkräutern und homöopathischen Mitteln durch Laien

kann keine Gefahr für die Gesundheit bringen, wenn man folgendes beachtet:

1. Die in Apotheken frei erhältlichen (rezeptfrei) Arzneien sind so so stark verdünnt (D4 und höhere Potenzen), daß kein Schaden durch Überdosierung entstehen kann.

2. Tees sollte man immer frisch und höchstens die Menge für einen Tag zubereiten.

   Tees werden in Porzellangeschirr (kein Metallgeschirr verwenden) mit kochendem Wasser übergossen. Man läßt sie dann zugedeckt ziehen und seiht nach einer gewissen Zeit ab. Zubereitungsanweisungen beachten!

   Wurzeltees (Wurzeldrogen) müssen immer sehr klein geschnitten werden. Man setzt sie im kalten Wasser an, läßt sie 1 bis 2 Minuten kochen, seiht ab und läßt im Porzellangefäß ziehen. Zum Kochen kein Metallgeschirr verwenden!
   Faustregel: 1−2 Teelöffel voll Droge auf eine Tasse Wasser.

   Beachten Sie unbedingt die Anweisungen für Teezubereitung besonders dann, wenn sie eine neue Droge oder Teemischung verwenden − fragen Sie den Apotheker beim Kauf der Drogen.

3. Frischsäfte von Heilpflanzen lassen sich mit Hilfe des Entsafters herstellen − verwenden Sie aber keinen Dampfentsafter! Die Frischsäfte sollen nicht älter als einen Tag sein. Im Kühlschrank aufbewahrt kann man sie einige Tage bedenkenlos verbrauchen.

4. Das gleiche gilt natürlich sinngemäß auch für den Pflanzenbrei bzw. für die Verwendung des Pflanzenblattes. Frische Blätter verwenden!

5. Behandeln Sie nur, wenn keine Gefahr droht, z.B. bei kleineren Verletzungen, Erbrechen, Durchfall und Ähnlichem.

6. Behandeln Sie vor der Konsultation eines Arztes nur dann, wenn durch die Behandlung das Erkennen einer schweren Krankheit nicht verschleiert wird, die Selbstbehandlung sehr wohl aber schon eine Linderung bringt, wie etwa bei fieberhaften Erkrankungen, Durchfall, Husten etc., etc.

7. Behandeln Sie zusätzlich zur ärztlichen Behandlung nach Absprache mit dem Arzt.

8. Eine Selbstbehandlung ist auch dann angebracht, wenn nach ärztlicher Behandlung das volle Wohlbefinden noch nicht erreicht ist, oder Nebenerscheinungen zurückgeblieben sind, oder bei (oftmals chronischen) Erkrankungen die ärztliche Behandlung nicht zum gewünschten Erfolg führt.

9. Zur Selbstbehandlung ist auf gar keinen Fall dann zu raten, wenn die geringste Gefahr besteht, daß wertvolle Zeit verloren gehen würde, wie etwa bei Blinddarmentzündung, Darmbluten, bösartigen Geschwüren oder anderen hochakuten Erkrankungen.

10. Arbeiten Sie eng mit dem Arzt zusammen, um eine optimale Betreuung des Kranken zu erreichen. Ich weiß, daß der Arzt sehr dankbar ist für eine Mithilfe. Haben Sie aber auch den Mut, mit ihm zu reden über die Pflanzenheilkunde. Wir wollen ja nicht den Arzt ausschalten, oder ihn ersetzen, vielmehr soll die Behandlung mit Heilpflanzen eine Ergänzung zur Behandlung durch den Arzt sein.

RINGELBLUME *(Calendula officinalis)*

„Calendula" leitet sich wahrscheinlich ab vom lateinischen „calendae" das war der Monatserste. Die Pflanze blüht viele calendis (Monate). Der deutsche Name „Ringelblume" ist durch die inneren, ringförmig gekrümmten Früchte abgeleitet. Weitere Namen der Pflanze sind: Butterblume, Goldblume, Gelbsuchtrose, Rinderblume, Ringelrose, Studentenblume, Totenblume. Die Heimat der Pflanze vermutet man in Indien. Heute ist sie auf der ganzen Welt wild, verwildert oder als beliebte Gartenblume verbreitet.

Sie dient heute noch der Landbevölkerung als zuverlässiger Wetterdienst. Sind die Blüten morgens geschlossen, gibt es Regen, sind sie geöffnet, versprechen sie einen sonnigen Tag.

Seit dem 12. Jahrhundert wird die Pflanze als Heilpflanze erwähnt, erfreute sich im 17. und 18. Jahrhundert ungemeiner Beliebtheit und wurde in der Volksmedizin bei vielen Erkrankungen herangezogen. Sie war so beliebt, daß die Drogisten gar nicht gcnug vorrätig habcn konntcn.

In „Pierers Universal-Conversations-Lexikon aus dem Jahre 1876" lesen wir u. a.:

„ . . . sonst waren Kraut, Blüthe und Samen zur Auflösung zähen Schleimes und in mehreren chronischen Übeln geschätzt, und neuerdings wurde das aus der ganzen Pflanze bereitete Extract innerlich und äußerlich gegen den Mutterkrebs empfohlen. Die Blumen dienen zur Färbung der Butter, überhaupt als Surrogat des Safrans zum Färben. Aus den Blüthen gewinnt man einen Liquor Florum Calendulae, der nach Schneider, auf blutende Wunden gegossen und mit Leinwand aufgelegt, ein vorzügliches blutstillendes Mittel sein soll, auf folgende Weise: Die ganz aufgeblühten frischen Blüthen werden in einem langen, 4–8 Unzen haltenden, fest verkorkten und verbundenen Arzneiglase, das frei an einem Baumaste aufgehängt ist, den Sommer hindurch, bis Fröste zu befürchten sind, den Sonnenstrahlen ausgesetzt, und die sich hierbei bildende, durch Abgießen und Ausdrücken der Blüthen gesammelte Flusssigkeit in wohlverstopften Gläsern aufbewahrt."

Die Pflanze war als Warzenkraut sehr beliebt und war bis Mitte des 19. Jahrhunderts ein bekanntes und sehr geschätztes Mittel gegen Krebs.

Die frischen Blütenblätter wurden aber auch in Getränken, Suppen und Salaten zur Geschmacksverbesserung verwendet.

Die Pflanze ist nicht nur schön, sie ist auch voller guter Eigenschaften. Die medizinischen Wirkstoffe stecken in der ganzen Pflanze, besonders aber in den Blütenblättern.

Wenn wir in alten Kräuterbüchern nachlesen, so werden dort der Pflanze folgende Eigenschaften zugeschrieben:

Entzündungshemmend bei Venen- und Zellgewebsentzündungen, sehr wirksam bei frischen und alten, schmerzhaften und schlecht heilenden Riß- und Quetschwunden, blutstillend, entspannende Wirkung bei Muskelverspannungen, reinigende Wirkung bei Hautgeschwüren, Furunkeln, stinkenden Geschwüren, Beschleunigung der Heilung durch Förderung der Granulationsbildung, heilend bei Verbrennungen und wunden Hautstellen, nervenberuhigend, Anregung der Schleimhäute, schmerzlindernd, schleimlösend, blutstillend besonders bei Wunden, bei Lungenleiden und blutigen Durchfällen, heilende Wirkung bei Magen-Darm-Geschwüren, Verstauchungen, Gallenbeschwerden, Vergiftungen, hilft Blutarmut zu bekämpfen, Fieber bekämpfend, hilft bei Störungen der Regelblutung und ähnlichen Beschwerden. Neuere Untersuchungen haben diese Wirkungen der Pflanze bestätigt. Ähnliche Wirkungen zeigt auch die Heilpflanze Beinwell-Symphytum officinale, welche ich im Buch

„BEINWELL, das große Geschenk der Natur",
erschienen im gleichen Verlag,

ausführlich beschrieben habe. Dies ist auch der Grund dafür, daß Sie im Handel eine Mischsalbe „Beinwell-Ringelblume" erhalten können. Nur ist bei allen Knochenbeschwerden Beinwell wesentlich wirksamer als die Ringelblume.

Die Pflanze besitzt folgende Wirkstoffe:

Ätherische Öle, Bitterstoffe, Schleime, Fermente, organische Säuren (Salicylsäure), Calendulin, Saponin, Glykoside, Xanthophylle (gelber Pflanzenfarbstoff).

Beschreibung der Pflanze:

Die in ihrer Form Margeriten ähnelnde Pflanze ist 1−2-jährig und wird 30−40 cm hoch. Wir finden sie verwildert, wird aber bei uns meist angebaut und wir finden sie in vielen Gärten als Zierpflanze. Stengel aufrecht, ästig, krautig, von unten her verzweigt, kantig beblättert und flaumig behaart. Einzelne 3−5 cm große, gelb- bis orangenfarbige Blütenköpfe mit 2−3 Reihen zungenförmigen weiblichen Rand- und vielen zwittrigen oder männlichen Röhrenblüten. Früchte aus den Randblüten. Äußere kahnförmig, innere ringförmig.
Die Ringelblume gibt es in vielen Sorten. Für den Anbau wählen Sie am besten eine gefüllt blühende Sorte. Diese Sorten sind am ergiebigsten.

Pflanzung und Pflege der Ringelblume:

Wie schon erwähnt, Ringelblumen müssen Sie nicht sammeln. Man kann sie leicht selbst ziehen. Samen bekommen Sie in jeder Samenhandlung. Ringelblumen gedeihen in jedem Gartenboden an sonniger bis halbschattiger Stelle. Sie brauchen viel Feuchtigkeit, vertragen aber keine Dauernässe. Man sät Anfang bis Mitte April direkt auf das Beet in einen Reihenabstand von ca. 30 cm. Die Keimung dauert etwa 2−3 Wochen. Mitte Mai können Sie schon mit blühenden Pflanzen rechnen. Den Boden locker halten und bei Trockenheit täglich gießen. Ringelblumen können Sie auch auf dem Balkon in Kisten ziehen.

Ernte und Aufbereitung:

Blüten:

Die voll aufgeblühten Blüten müssen bei sehr trockenem Wetter gepflückt und rasch im Schatten getrocknet werden. Die Zungenblüten werden vor der Trocknung vom Blütenboden gezupft.

Gesamtdroge:

Während der Vegetationszeit (das ist bei der Ringelblume von Juni bis Oktober, manchmal sogar bis in den Winter hinein) verwenden Sie am besten die Frischpflanze.
Beim Ernten und Lagern der Trockenware kommt es darauf an, daß die Inhaltsstoffe erhalten bleiben. Nehmen Sie die Blätter so

ab, daß die Pflanze weiterleben kann. Beim Ernten der ganzen Pflanze lassen Sie einen handbreiten Rest der Pflanze stehen, damit die Pflanze wieder austreiben kann. Ernten Sie nur gesunde Pflanzen. Ernten Sie an einem schönen, trockenen Vormittag.

Trocknung der Heilpflanzen ist die einfachste und gebräuchlichste Konservierungsart. Da die Ringelblume zu jenen Heilpflanzen gehört, die ätherisches Öl enthalten, muß sie schnell und doch behutsam getrocknet werden, da sonst ein zu großer Verlust an Wirkstoffen eintreten könnte.

Bei trockener, warmer Witterung können Sie Ihre Ernte im Freien trocknen, sonst am besten auf staubfreien Dachböden. Blätter und Blüten legt man dabei auf Butterpapier (kein Zeitungspapier).

Die gut getrocknete Ware wird dann in geeigneten Gefäßen: braunen Gläsern, Sperrholzkistchen, Cellophanbeuteln (keine Kuststofftaschen), Papiersäckchen u. ä. aufbewahrt. Vergessen Sie nicht, diese Behälter mit Etiketten zu versehen, auf dem die Droge, Erntejahr etc., etc. vermerkt ist. Die Ringelblume sollte nach einem Jahr durch frische Ware ersetzt werden!

Sie können die Ringelblume aber auch in Büscheln auf Schnüren zum Trocknen aufhängen. Nur absolut trockene Ware aufbewahren!

Wenn Sie sich die Mühe der Pflanzung der Ringelblume nicht machen wollen, oder wenn Sie keine Möglichkeit dazu haben, so ist im Handel erhältlich:

Tinktur: 1−2 Eßlöffel auf $\frac{1}{4}$ l warmes Wasser z.B. für Kompressen oder zum Baden von Wunden.

Salben: Salben und Salbenverbände.
Kombinierte Salbe − Beinwell-Ringelblume.

Homöopathisch: D2−D6 3× täglich 10 Tropfen zur Unterstützung der äußerlichen Anwendung.

Trockenware (Tee) erhalten Sie in Apotheken und Kräuterhandlungen.

Ringelblume-Produkte

Nach alten Rezepten und neueren Verfahren,
selbst herzustellen

Ringelblume-Tee:

1−2 Teelöffel der getrockneten Zungenblüten mit ¼ l kochendem Wasser übergießen und 10 Minuten ziehen lassen, dann abseihen. Zwei- bis dreimal täglich eine Tasse warm trinken. Dieser Tee eignet sich auch für Kompressen, Umschläge und Verbände bei schlecht heilenden Wunden.
Wenn Sie frische Zungenblüten verwenden, nehmen Sie ca. 3 Teelöffel der Droge.

Abkochung − für äußerlich:

3 Teelöffel frische oder 2 Teelöffel getrocknete Blüten bzw. klein geschnittene Blütenköpfe mit ½ l Wasser aufbrühen. 10−20 Minuten zugedeckt ziehen lassen, abseihen und für heiße Kompressen verwenden.

Ringelblume-Tinktur:

In ein verschließbares Gefäß (Flasche) kommen die kleingeschnittenen Pflanzen. Nun wird das Gefäß mit 40%-igem Kornbranntwein gefüllt, gut verschlossen und an einen warmen Platz gestellt. Mindestens 14 Tage stehen lassen, täglich einmal gut schütteln, abseihen und die Pflanzen (Rückstand) gut auspressen.
Sie können die Tinktur nur aus Zungenblütenblättern oder aus der Gesamtdroge herstellen. Üblicherweise stellt man die Tinktur aus der Gesamtpflanze her. Die Tinktur ist innerlich und äußerlich verwendbar und sie ist der Hauptwirkstoff bei der Herstellung der Ringelblume-Salbe.

Ringelblume-Pflanzenbrei:

Die ganze Pflanze (Stengel, Blätter und Blüte) wird zu einem Brei zerrieben (durch den Fleischwolf drehen, oder in einem Mörser zerreiben). Dieser Brei kann mit Zusatz von etwas Maiskeimöl geschmeidiger gemacht, oder ohne Zusatz verwendet werden. Auf ein Leinentuch streichen, auf die kranke Körperstelle legen und mit einem Tuch oder Binde verbinden.

An Stelle des Pflanzenbreies können Sie aber auch eine

Ringelblume-Blätterauflage:

vornehmen. Frische, junge Blätter werden gebrochen, das heißt sie werden mit dem Nudelwalker auf einem Brett etwas zerwalkt, so daß die Fasern gebrochen werden. Kurz heiß überbrühen und warm auflegen, mit einem Tuch oder Verband einbinden!

Pflanzenbrei und Blätterauflage müssen warm gehalten werden und dürfen auch über Nacht bleiben.

Eine Abart zu der Behandlung mit Brei- oder Blätterauflage ist der

Ringelblume-Dunstumschlag:

Über einen Topf mit kochendem Wasser hängt man ein Sieb, in das man frische (oder getrocknete) Ringelblumen gibt.

Der Topf wird zugedeckt. Nach einiger Zeit (20−30 Minuten) nimmt man die warmen, weichen Ringelblumen, gibt sie in ein Leinentuch und legt es auf die kranke Körperstelle. Gut einbinden und warm halten. 2−3 Stunden wirken lassen.

Ringelblume-Bäder:

*Man benötigt für ein **Vollbad** einen Eimer (ca. 6−8 l) frische oder 250 Gramm getrocknete Ringelblume. Die Kräuter werden über Nacht kalt angesetzt. Am nächsten Tag wird der Kaltansatz gut erhitzt und dem Badewasser beigegeben. Ein Bad soll ca. 20 Minuten dauern. Nach dem Bade nicht abtrocknen, sondern in ein Badetuch (Leintuch) eingewickelt im Bett eine Stunde nachdunsten.*

*Für ein **Sitzbad** nimmt man die halbe Menge.*

Ringelblume-Wein:

Ca. 100 g gut gereinigte Ringelblumen werden sehr fein geschnitten und in 1 l gutem Rotwein angesetzt. In der 1. und 2. Woche täglich leicht schütteln und dann stehen lassen. Nach etwa 6 Wochen ist der Wein trinkfertig. Rückstände abseihen. Dieser Wein ist ein ganz ausgezeichnetes Mittel bei Magen- und Darmleiden.

Zur Beachtung! *Pflanzliche, homöopathische Medikamente sollten Sie lange im Mund behalten, um sie gut einzuspeicheln und nicht unmittelbar vor oder nach dem Essen einnehmen. Zur Herstellung und Aufbewahrung* **verwenden Sie kein Metallgeschirr!** *Emailliertes Geschirr (zum Kochen oder Erhitzen) ist natürlich erlaubt.*

Ringelblume-Frischsaft:

Die Gesamtdroge wird gut gewaschen und im noch feuchten Zustand entsaftet. Verwenden Sie dazu eine Haushaltssaftzentrifuge, jedoch **keinen Dampfentsafter!** *Erzeugen Sie immer nur soviel Saft, als Sie kurzzeitig benötigen – Aufbewahrung im Kühlschrank – nicht im Metallgefäß!*

Ringelblume-Salbe: *(nach einem sehr alten Rezept)*

3 Suppenschöpflöffel Ringelblume (Gesamtdroge – ganze Pflanze) werden sehr klein geschnitten oder durch die Fleischmaschine gedreht. 500 g Darmfett vom Schwein oder gutes Schweinefett wird erhitzt. In das heiße Fett gibt man die Ringelblume und läßt überprasseln, rührt um und stellt vom Feuer weg. Zugedeckt läßt man die Masse stehen. Am nächsten Tag wird die Masse erwärmt und durch ein Leinentuch gefiltert. Abfüllen in saubere Gefäße.
Diese Salbe ist nicht sehr lange haltbar, es sei denn, man bewahrt sie im Kühlschrank auf.

Ringelblume-Salbe: *(nach neuen Erkenntnissen)*

Wir brauchen: 5 g Bienenwachs (oder weißes Wachs)
20 g Lanolin anhydrid (kosmetische Qualität)
50 g Maiskeimöl
40 g destilliertes Wasser
10 g Ringelblume-Tinktur
½ Kaffeelöffel reinen Bienenhonig

Die Zubereitung: *Bienenwachs und Lanolin werden zusammen geschmolzen. Nachdem fügen Sie das Maiskeimöl der Schmelze zu und erwärmen alles auf 60 Grad. Nun erwärmen Sie auch das destillierte Wasser auf 60 Grad und lösen darin den Honig auf. Dieser Lösung geben Sie die Ringelblume-Tinktur bei und rühren alles gut durch. Jetzt nehmen Sie die Schmelze (Bienenwachs + Lanolin + Keimöl) vom Feuer und rühren die wässerige Lösung (destilliertes Wasser + Ringelblume-Tinktur + Honig) langsam in die Schmelze ein. Verwenden Sie dazu einen elektrischen Küchenmixer auf der langsamsten Geschwindigkeitsstufe. Langsam rühren bis die Mischung nur noch warm ist. Abfüllen in die vorbereiteten Gefäße.*

Beachten Sie! *Zur Herstellung und Aufbewahrung dieser Salbe keine Metallgefäße verwenden! Emailliertes Geschirr ist erlaubt. Porzellan- oder Glasgefäße sind das beste. Diese Creme ist bei Zimmertemperatur monatelang haltbar, bei Aufbewahrung im Kühlschrank entsprechend länger, dennoch sollten Sie die Salbe immer wieder frisch erzeugen.*

Wie Sie selbst feststellen können, ist diese Salbe rein biologisch hergestellt und wird auch von jedem Hauttyp gut vertragen. Sie eignet sich auch als kosmetische Creme, wirkt hautstraffend, reinigend und ist besonders bei trockener oder gar schuppender Haut sehr zu empfehlen.

Eine Kombinationssalbe „Beinwell-Ringelblume" können Sie leicht auch selbst herstellen. Sie verfahren wie bei der Ringelblume-Salbe, geben aber 5 g Ringelblume-Tinktur und 5 g Beinwell-Tinktur bei. Diese Mischsalbe hat sich ganz besonders gut bewährt bei Krampfadern und Venenentzündungen.

Ringelblume-Ölauszug:

In ein dunkles Apothekerglas werden 10 g getrocknete oder 15 g frische Calendulablütenblätter gegeben und mit 100 g Maiskeimöl übergossen, so daß die Blütenblätter ganz vom Öl bedeckt sind. Nun wird das Glas an einen warmen Platz gestellt und gelegentlich gut durchgeschüttelt. Nach 2—3 Wochen seiht man ab und drückt die Blütenblätter gut aus. Dieses herrliche Öl ist nicht nur ein ganz hervorragendes Massageöl, sondern ein Heilmittel und Bestandteil mancher hochwertiger Kosmetika.

Es empfiehlt sich, größere Mengen dieses Öles herzustellen. Wenn Sie mehr Bedarf haben, so nehmen Sie doppelte oder mehrfache Menge.

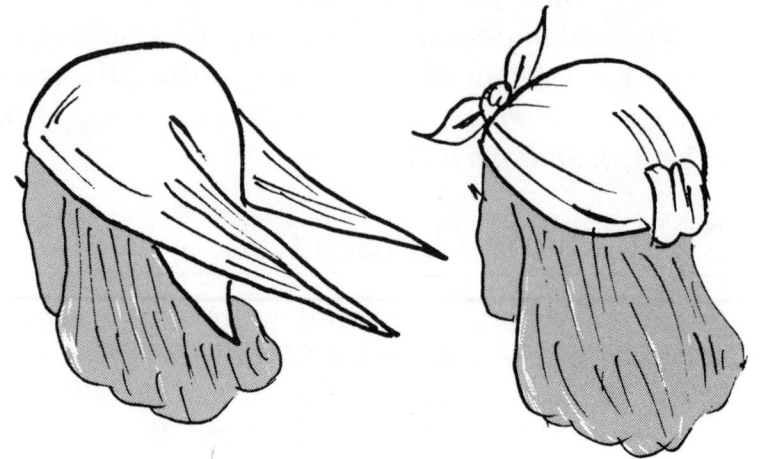

Kopfverband mit Dreiecktuch

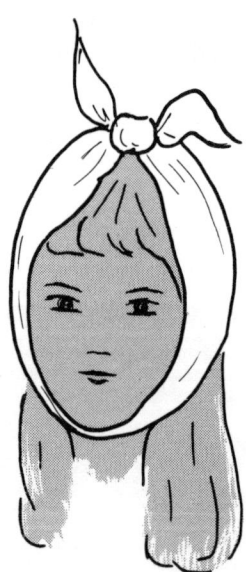

Kinnverband mit Dreiecktuch

Handverband

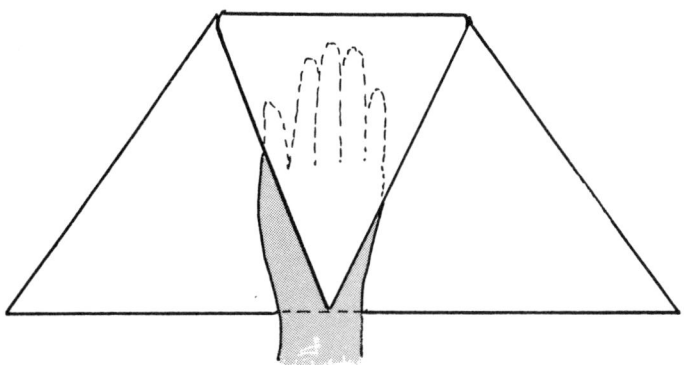

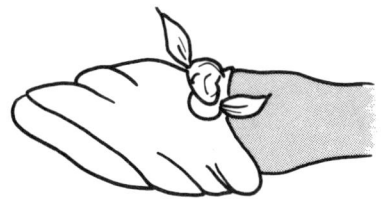

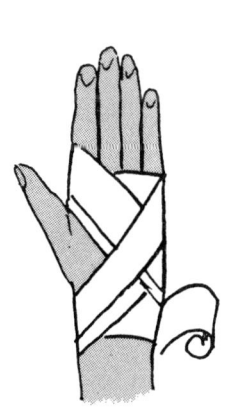

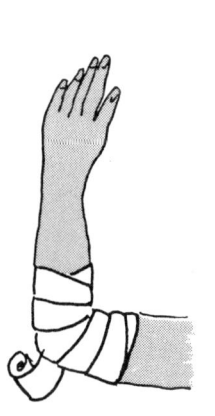

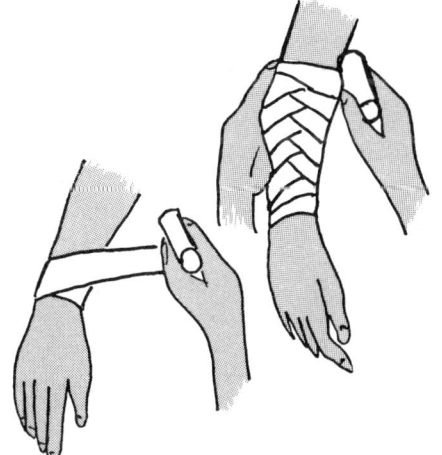

Handverband
Binde

Ellenbogenverband
Binde

Armverband
Binde

29

Armverband

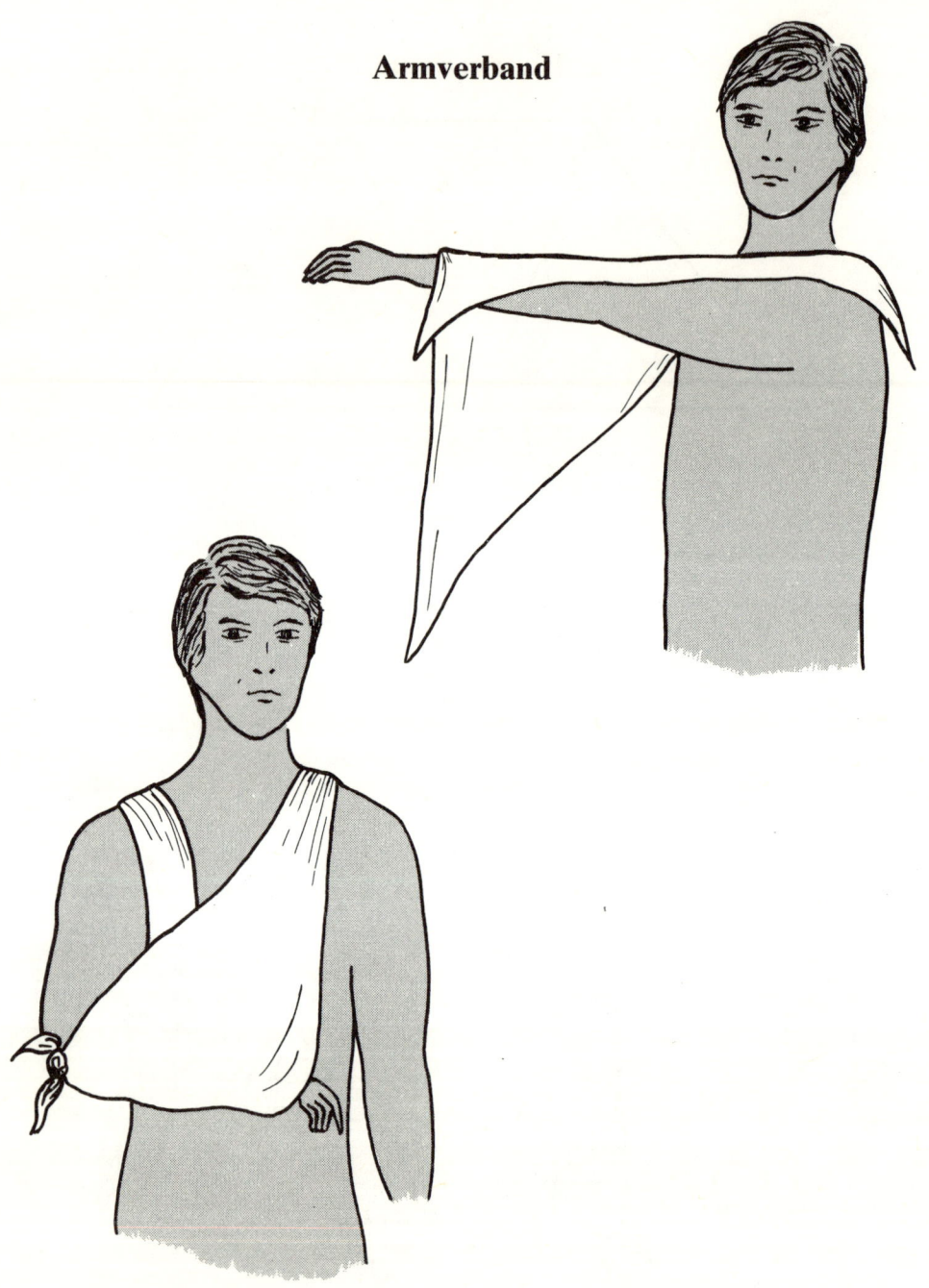

Armtragetuch
(auch zur Ruhigstellung)

Schulterverband
(2 Dreiecktücher)

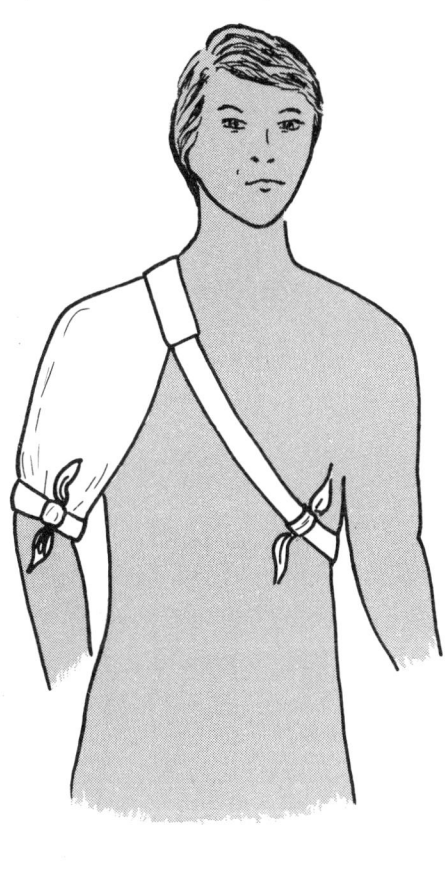

Rücken- oder Brustverband
(2 Dreiecktücher)

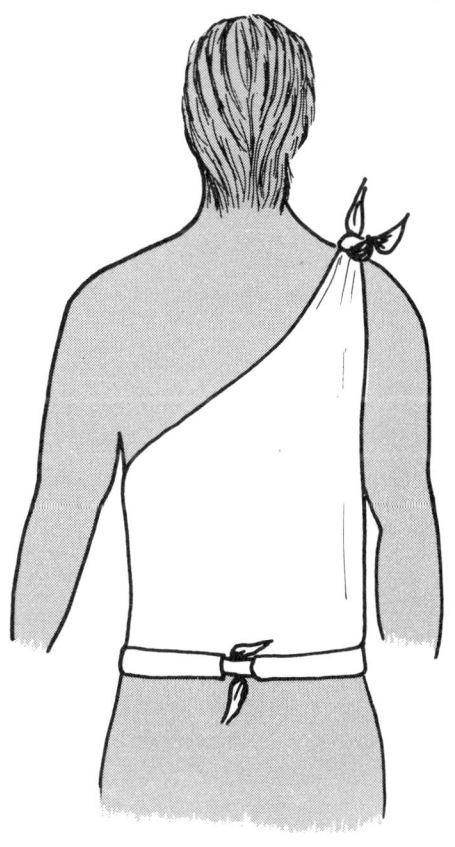

Knieverband

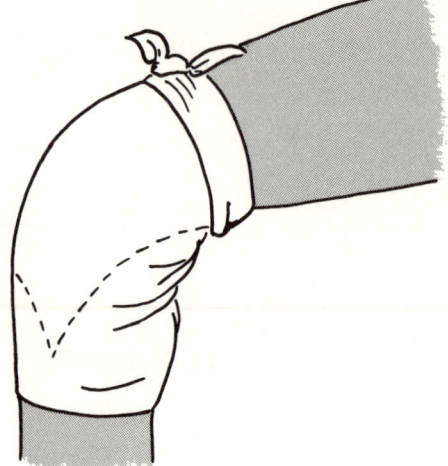

Hüftverband
(2 Dreiecktücher)

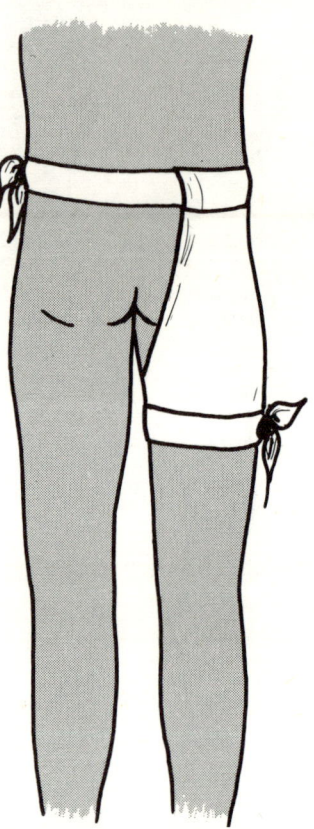

Beinverband

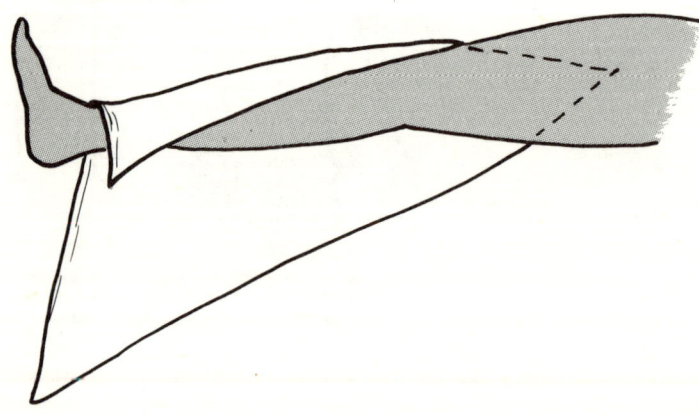

Fußverband

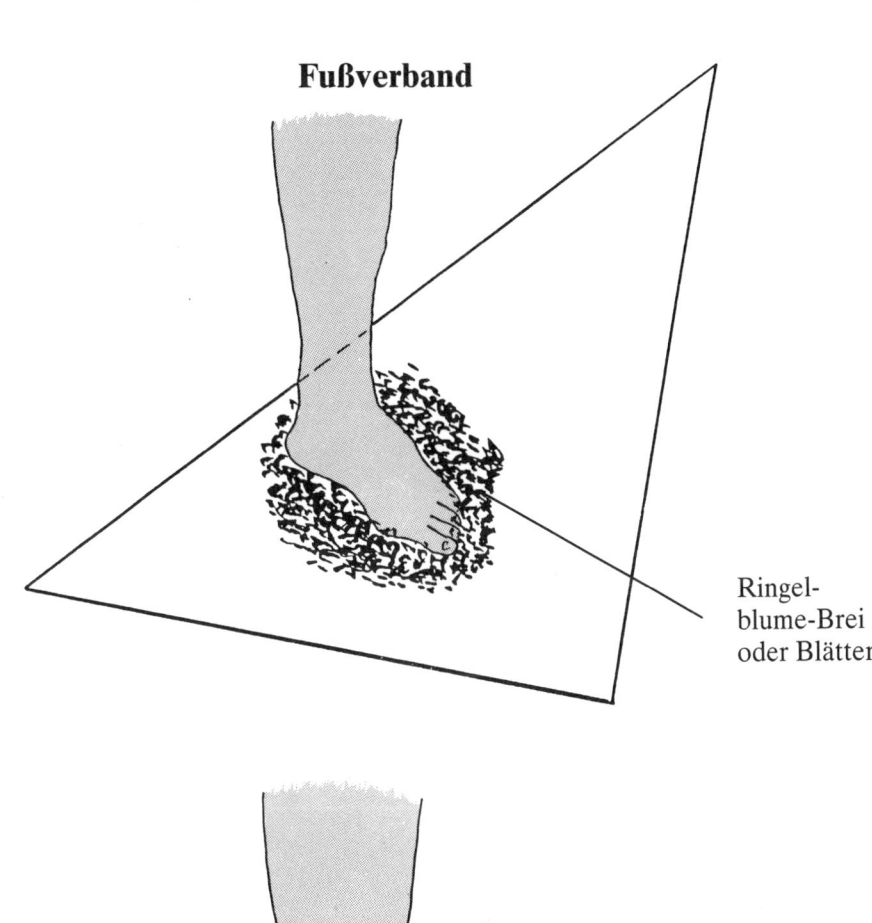

Ringel-
blume-Brei
oder Blätter

Bei folgenden Erkrankungen hat sich die Ringelblume sehr bewährt

in alphabetischer Reihenfolge

Abszeß:

Möglichkeiten der Behandlung sind Auflagen von Ringelblume-Brei. Den Brei erwärmen, auf ein Leinentuch streichen und auflegen. Diesem Brei kann man etwas aufgeweichtes Schwarzbrot und/oder süße Sahne beimengen. Alle 2–3 Stunden soll diese Breiauflage erneuert werden. Selbstverständlich können Sie auch mit der Ringelblume-Salbe behandeln.
Ringelblume-Tee oder andere blutreinigende Tees fördern den Heilungsprozeß.
Sie können aber ebensogut die Ringelblume-Tinktur für Auflagen verwenden. Dabei wird folgendermaßen vorgegangen: Die Ringelblume-Tinktur wird mit warmem Wasser verdünnt für Umschläge (Anfeuchten eines reinen Leinentuches) verwendet.
Wichtig! *Lassen Sie den Abszeß in Ruhe, drücken Sie nicht daran herum – Gefahr einer Blutvergiftung!*

Allergien:

Bei vielen Allergien hat die Einreibung mit der Ringelblume-Salbe geholfen. Auch Einreibungen mit der Ringelblume-Tinktur sind zu empfehlen.

Ameisenlaufen:

Dürfte eine Folge von überempfindlichen Hautnerven sein. Waschungen mit Salzwasser und anschließend massieren mit dem Ringelblume-Ölauszug sind meist hilfreich. Zusätzlich sollte man Nerventee trinken.

Arthritis, Arthrose:

Obwohl Sie bei diesen Krankheitsformen auf die hervorragende Wirkung von Beinwell nicht verzichten sollten, ist aber auch die Anwendung von Ringelblumen sehr hilfreich. Ringelblume-Tinktur als Einreibung muß hier besonders erwähnt werden. Auch Ringelblume-Bäder haben schon sehr oft geholfen.

Augenerkrankungen:

Selbstverständlich gehört jede Augenerkrankung in die Hand des Augenarztes. Dennoch können Sie in Form eines Infus rote, wunde Augen beruhigen und das geschieht folgendermaßen:

Die Pflanze wird zerkleinert und mit siedendem Wasser übergossen, 5 Minuten lang unter wiederholtem Umrühren im Wasserbad bei 100° C erhitzt, nach dem Erkalten durch Mull geseiht und abgepreßt. Wenn nicht anders vom Arzt verordnet, werden auf 1 Teil dieses Mittels 10 Teile Wasser genommen. Besonders bei Augenentzündungen sind Ringelblume-Augenbäder von unschätzbarem Wert. Ringelblume-Augenbäder sind in der Lage, die Sehkraft zu stärken.

Bandscheibenschäden, -beschwerden:

Auch bei diesen Beschwerden muß man auf die enorme Wirkung von Beinwell hinweisen. Da aber Beinwell und Ringelblume in manchen Bereichen eine ähnliche Heilkraft zeigen, kann man besonders auch die Ringelblume-Tinktur als Einreibung empfehlen. Von vielen Betroffenen wird die Anwendung der Beinwell-Ringelblume-Salbe als sehr gut wirkendes Mittel gelobt.

Bauchspeicheldrüsen-Erkrankungen:

Hier hat sich der Ringelblume-Tee als überaus wirksam gezeigt.

Beinhautentzündung:

Warme Breiauflagen, Einreibungen mit der Tinktur bringen zumindest Linderung.

Blutergüsse:

Mehrmals täglich Einreibungen mit der Ringelblume-Tinktur und/oder der Mischsalbe Beinwell-Ringelblume sind sehr zu empfehlen.

Blutungen:

Innerlich: Auf den Tag verteilt, schluckweise ca. ½ l Ringelblume-Tee trinken.

Äußerlich: Ringelblume-Breiauflagen, Ringelblume-Salbe.

Blutreinigung: Die blutreinigende Wirkung der Pflanze ist seit langem bekannt und sie ist deshalb auch sehr hilfreich zur Förderung der Heilung von Wunden. Diese Eigenschaft gibt ihr auch einen hohen Rang bei der Behandlung infektiöser Gelbsucht. 2—3 Tassen Ringelblumentee täglich getrunken, haben schon Wunder gewirkt.

Brandwunden:

Neben dem Johanniskraut ist die Ringelblume ganz hervorragend geeignet, Brandwunden sehr rasch zu heilen. Eincremen der Wunden mit der Ringelblume-Salbe mehrmals täglich.

Bronchialkatarrh:

Ringelblume-Tee, 2—4 Tassen tagsüber schluckweise trinken.

Brustgeschwür:

Die Salbe wird mit gutem Erfolg auch bei Brustgeschwüren angewendet, selbst dann, wenn diese bösartigen Charakter haben. Waschungen mit der Ringelblume-Abkochung haben sich als außerordentlich hilfreich erwiesen.

Darmentzündung:

Bei Entzündungen im Magen- und Darmbereich wurde die Ringelblume seit jeher sehr geschätzt und immer wieder mit Erfolg angewendet. Es empfiehlt sich die Einnahme von Ringelblume-Tee über einen längeren Zeitraum. 2—4 Tassen auf den Tag verteilt (wenn möglich warm) trinken.

Diabetes:

Unter allen Naturheilmethoden, welche gegen diese Erkrankung angeboten werden, ist wohl die Kohl-Behandlung die wirksamste.

„Das Kohlblatt, ein großes Geschenk der Natur"
Verlag W. Ennsthaler, A-4402 Steyr.

Daneben werden Diätkuren und Mischteekuren angeboten und es ist bezeichnend, daß in diesen Tees fast immer auch die Ringelblume enthalten ist. Auch der reine Ringelblume-Tee wird vielfach verordnet und Sie sollten diese Tees neben der ärztlichen Behandlung unbedingt anwenden, da diese Tees gut wirken und die Behandlung nicht stören. Sehr hilfreich ist auch der Beinwell-Tee.

Drüsenanschwellungen:

Bei Drüsenanschwellungen ist eine Diagnose durch den Arzt unbedingt erforderlich. Entsprechende Ringelblume-Bäder und Einreibungen mit der Tinktur oder auch mit der Salbe sind aber auch sehr hilfreich.

Ekzeme:

Auch bei der Behandlung von Ekzemen kann man mit der Ringelblume viel erreichen. Bei Ekzemen ist die Blutreinigung sehr wichtig. Die blutreinigende, zirkulationsregelnde Wirkung der Ringelblume ist bekannt.

Eine blutreinigende Ringelblume-Tee-Kur verbunden mit Eincremung mit der Ringelblume-Salbe haben schon sehr häufig zur Heilung von Ekzemen geführt, zumal die Droge auch für die Erneuerung der oberen Hautschicht höchst geeignet ist. Sollten größere Hautpartien befallen sein, so ist mit Ringelblume-Bädern und Eincremung zu behandeln.

Entzündungen:

Durch äußere Einflüsse entstandene Entzündungen kann man mit Ringelblume-Breiauflagen oder mit Behandlung mit der Salbe gut beeinflussen. Gut bewährt haben sich aber auch Umschläge mit Tonerde, Lehm, Topfen oder Beinwell. Bei inneren Entzündungen sollte man entzündungshemmende Tees, und hier bietet sich neben anderen wiederum der Ringelblume-Tee an, trinken.

Fersenrisse:

Fußbäder und anschließend Eincremung mit der Ringelblume-Salbe helfen dieses Übel zu heilen.

Fieber:

Fieber zeigt immer eine Krankheit an und daher muß auch immer eine Diagnose gestellt werden. Fiebersenkende Mittel sollten nur bei hohem Fieber eingesetzt werden. Es gibt eine Reihe von fiebersenkenden Tees – einer davon ist der Ringelblume-Tee.

Flechten:

Eine sehr unangenehme Form von Hauterkrankung. Neben Vererbung, Nierenfunktionsstörungen, Ernährungsfehler sind oftmals ungeeignete Kosmetika die Ursache. Es sollte, da es eine Vielzahl von Flechten gibt, der Arzt beigezogen werden.
Eine natürliche Hautpflege muß aber nicht erst der Arzt verordnen. Bei Flechten verwenden Sie nur reine Kernseife zur Reinigung der Haut. Auch Reinigungen der Haut mit Ringelblume-Abkochung sind zu empfehlen. Die Flechte selbst behandelt man mit Ringelblume-Ölauszug oder Ringelblume-Salbe.
Als sehr heilsam hat sich auch die Mischsalbe Ringelblume-Beinwell erwiesen. Ringelblume-Tee (oder auch ein anderer blutreinigender Tee) sollten zur Unterstützung der äußeren Anwendung genommen werden.

Fisteln:

Verwenden Sie die Salbe, ebenso bei

Frostbeulen

Furunkel:

Sehr zuverlässig wirksam ist die Ringelblume bei der Behandlung von Furunkeln und eitrigen, stinkenden Geschwüren. Bäder und Salben sollen zum Einsatz kommen, Breiauflagen wirken ebenfalls sehr schnell. Eine Ringelblume-Tee-Kur unterstützt die äußere Anwendung sehr.

Fußpilz:

Es ist schier unglaublich, wie die Ringelblume bei Fußpilzbefall hilft. In Fällen, wo kein Mittel geholfen hat, haben Eincremungen mit der Ringelblume-Salbe sehr rasch und anhaltend Heilung gebracht. Natürlich ist hier das Fußbad − und wenn der Pilz höher gelegene Körperpartien erfaßt hat, das Sitzbad − sehr wirksam. Eincremung nach dem Bad. Überhaupt sollten Sie das Ringelblume-Bad fallweise auch − Ihrer Haut zuliebe − nehmen.

Fußschweiß:

Wie weit diese Erkrankung eine Folge organischer Erkrankungen oder jedoch die Folge von falscher Fußbekleidung und Fußpflege ist, wollen wir hier nicht untersuchen. Tatsache ist, daß Ringelblume-Wechselbäder (kalt−heiß) jeden 2. bis 3. Tag durch einige Wochen zumindest Besserung, wenn nicht gar Heilung bringen.

Gallenerkrankung:
Gelbsucht:

Die Pflanze ist voller guter Wirkung. Dies zeigt sie auch bei der Behandlung von infektiöser Gelbsucht und ist ein gutes Heilmittel bei Leber- und Gallenerkrankungen. Der Tee aus der Gesamtdroge wird auf den Tag verteilt (warm – Thermosflasche) ca. ¹/₂ l getrunken. Warme Brei-auflagen auf der Gallegegend über Nacht helfen zusätzlich. Wie wir wissen, ist die Leber die größte Drüse in unserem Körper, in ihr eingebettet liegt die Gallenblase, sie ist eines der wichtigsten Organe.

Sie hat viele Funktionen und bei Leberverhärtung und Krebs kann auch der beste Arzt nur bedingt helfen.

In neuerer Zeit weisen vor allem amerikanische Ärzte auf die enorme Heilkraft der Ringelblume bei Krebs hin. Warum also soll man eine Ringelblume-Tee-Kur nicht versuchen, zumal Ringelblume-Tee (zum Unterschied manch anderer Tees) ohne Bedenken getrunken werden darf.

Noch ein Wort zur Gelbsucht. Sie ist keine Krankheit an sich, sondern sie zeigt lediglich an, daß Galle und Leber erkrankt sind. Daß bei der Behandlung eine „Leberdiät" eingehalten werden muß, ist auch hinlänglich bekannt. Weniger beachtet wird die Tatsache, daß unvernünftige, den Leib einschnürende Kleidung zu vermeiden ist. Modetorheiten haben selten zur Gesunderhaltung beigetragen!

Gerstenkörner:

Kann man erfolgreich mit der Ringelblume-Salbe behandeln.

Grippe:

Da die Ringelblume das Schwitzen bei Fieber anregt, sollte man sie schon bei ersten Anzeichen von Fieber, eben auch bei beginnender Grippe, anwenden.

Geschwüre:

Bei eitrigen, stinkenden (krebsartigen) Geschwüren ist die Ringelblume – neben Beinwell – oder auch zusammen mit Beinwell eine unglaublich wirkende Heilpflanze. Sie können alle Formen von der Abkochung, über Bäder, Frischsaft... zur Anwendung bringen. Besonders empfohlen wird auch von Ärzten die Beinwell-Ringelblume-Salbe.

Gürtelrose:

Meist ist die Ursache dieser oft sehr schmerzhaften Erkrankung ein eingeklemmter Nerv. Chiropraktische Behandlung ist daher meist notwendig. An Hausmitteln nimmt man schweißtreibende Tees, also auch den Ringelblume-Tee und es hat sich gezeigt, daß Einreibungen mit der Ringelblume-Tinktur oftmals sogar spontan helfen.

Gicht: *Siehe Rheuma!*

Hämorrhoiden:

Dies sind, ganz grob erklärt, Erweiterungen oder Veränderungen der Blutgefäße im Afterbereich (Krampfadern) und es kommt zu Blutungen beim Stuhlgang, die unangenehm und schmerzhaft sind. Mit Hämorrhoiden ist nicht zu spaßen, der Arzt muß beigezogen werden, weil es immer auch Krebs sein könnte.

Auch hier kann die Ringelblume helfen:

a) *Ringelblume-Tee zur Blutreinigung,*

b) *Ringelblume-Sitzbäder zur Reinigung und Unterstützung der Heilung, zur Reinigung nach der Stuhlentleerung kann auch kalter Ringelblume-Tee oder Abkochung genommen werden. Die Sitzbäder dürfen nicht zu warm sein.*

c) *Eincremen mit der Ringelblume-Salbe.*

Hautentzündungen:

Wie wichtig die Funktionen der Haut für unsere Gesundheit sind, das wissen wir. Leider wird das oft nicht beachtet und so manche Hauterkrankung ist die Folge falscher Körperpflege. So wird der Haut durch teure Deodorants, chemisch hergestellte Schweißhemmer und andere kosmetische Produkte oft schwerer Schaden zugefügt. So manche Hauterkrankung haben wir teuer eingekauft. Auf sehr vielen Kosmetika müßte der Vermerk „hautschädigend" angebracht sein.

Über die Ringelblume als kosmetisches Mittel wird noch die Rede sein.
Eines ist sicher, schwitzen ist gesund und die Haut braucht eine natürliche Pflege und wenn, eine biologische Kosmetik. Bei Hautentzündungen können Ringelblume-Bäder, Waschungen mit der Abkochung, Einreibungen mit dem Öl-Auszug oder der Ringelblume-Salbe gute Dienste leisten. Auch die Misch-Salbe aus Beinwell und Ringelblume ist sehr zu empfehlen.

Heuschnupfen: *Siehe Nasenerkrankungen!*

Hühneraugen:

Ringelblume-Fußbäder und anschließend einen Verband mit einem mit Ringelblume-Frischsaft getränktem Wattebausch anlegen. Lassen Sie diesen Verband über Nacht wirken. Nach 1—2 Wochen kann das Hühnerauge mit einer Pinzette entfernt werden.
Gutes Schuhwerk und gute Fußpflege beachten!

Hüftschmerzen, Ischias: *Siehe Rheuma!*

Kniegelenksentzündung:

Täglich mehrmals einreiben mit der Ringelblume-Tinktur bringt in den meisten Fällen eine baldige Linderuung und sehr oft auch ein völliges Abklingen der Schmerzen.

Knochenentzündungen, Knochenerweichungen, Knochenschmerzen, Knochenbrüche:

*Auch, wenn man über eine andere Pflanze schreibt, die bei diesen und ähnlichen Knochenbeschwerden hilfreich einzusetzen ist, muß man bei Knochenerkrankungen die Heilpflanze **Beinwell** auf alle Fälle erwähnen, denn sie ist auf diesem Gebiet die Nummer 1.*

Um aber auf die Ringelblume zurückzukommen, auch sie hat einen ganz hervorragenden Einfluß bei Knochenerkrankungen. Dies ist auch der Grund, warum man Beinwell und Ringelblume sehr oft zusammen oder als Mischpräparate anwendet.

Sie können bei der Anwendung Beinwell allein, Ringelblume allein oder die beiden Drogen gemischt anwenden.

Nehmen Sie wöchentlich 1–2 mal ein Bad. Dazwischen machen Sie Breiauflagen und reiben täglich mehrmals mit der Tinktur ein. Eine Teekur kann parallel dazu laufen.

Krampfadern:

Hier dürfte die Ringelblume unter den Heilkräutern die absolute **Nummer 1** sein. Die Erfolge, die auf diesem Gebiet zu verzeichnen sind, grenzen manchmal an ein Wunder. Ringelblume-Bäder, warme Breiumschläge, Verwendung der Ringelblume-Salbe bei Tag und auch bei Nacht sind imstande, Krampfadern zurückzubilden.

Krebs:

Man soll und darf den Krebskranken keine unerfüllbaren Hoffnungen machen und daß jeder Krebskranke unbedingt und raschest in die Hand des Facharztes gehört, ist keine Frage. Dennoch: In neuerer Zeit weisen immer wieder Ärzte und Forscher auf die enorme Heilwirkung der Ringelblume, besonders bei krebsartigen Hautschäden und Geschwüren, hin.

Kreuzschmerzen:

Ringelblume-Sitzbäder (das Bad soll nicht über den Nabel reichen) und anschließende Einreibungen mit der Tinktur haben meist eine Linderung gebracht.

Leberleiden: *(Siehe auch Gallenerkrankungen!)*

Die Leber hat eine ganze Reihe von Funktionen zu erfüllen und Störungen können sich für die Gesundheit sehr negativ auswirken.
Zusätzlich zur ärztlichen Behandlung können warme Breiauflagen auf die Lebergegend sehr hilfreich sein. Diese Auflagen werden alle 3—4 Stunden erneuert!

Lungenkrankheiten, Lungenentzündung, Tbc:

Warme Breiauflagen über die Brust in Verbindung mit Ringelblume-Tee-Kur können zur Heilung wesentlich beitragen. Die Breiauflage 2 mal am Tag erneuern.

Magenbeschwerden:

Häufig entstehen Magenbeschwerden durch unvernünftiges Essen und Trinken und durch Verkühlungen (direkt aus dem Kühlschrank, Speiseeis, zu kaltes Trinken), aber auch durch die Beschaffenheit unserer Nahrungsmittel. Die chemische Behandlung unserer Nahrungsmittel — gespritztes Obst — zu wenig Ballaststoffe — zu wenig Rohkost — Verfeinerung der Nahrungsmittel (Weißbrot) etc., etc., tragen zu Magenerkrankungen wesentlich bei.
Auch bei Magen- und Darmbeschwerden kann die Ringelblume zusätzlich zur ärztlichen Behandlung eingesetzt werden. Lauwarmer Ringelblumen-Tee morgens und tagsüber getrunken, hat schon manches Magen-Darmleiden geheilt, bzw. zur Heilung nicht unwesentlich beigetragen.
Bei Magenkrämpfen hilft ein Schluck Ringelblume-Tinktur ebenso wie bei einer Magenverstimmung.
Allerdings muß bei Stechen und plötzlich auftretendem Schmerz im rechten Unterbauch sofort der Arzt gerufen werden, da der Verdacht auf eine Blinddarmentzündung nicht auszuschließen ist.

Menstruationsstörungen:

Bei Ausbleiben der monatlichen Regel und bei schmerzhafter Regelblutung wird die Ringelblume (Präparate) von Ärzten, Homöopathen und Heilpraktikern verschrieben. Ringelblume-Tee-Kur und Ringelblume-Sitzbäder helfen ganz außerordentlich.

Mund:

Bei Erkrankungen im Mund- und Rachenbereich ist das Gurgeln mit Ringelblume-Tee oder verdünnter Ringelblume-Tinktur genau so wirksam wie das Gurgeln mit Salbeitee. In dem Bestseller „Bittere Pillen" schreiben die Autoren im Kapitel „Mundspül- und Gurgelmittel" folgendes: „Die Fachzeitschrift ‚tägliche Praxis' weist darauf hin, daß Gurgeln mit Salbeitee ‚genauso wirksam' ist wie die Verwendung jeglicher Gurgel-‚Medikamente'."
Also versuchen Sie einmal Salbei oder Ringelblume!

Muskulatur:

Bei Muskelschmerzen aller Art helfen Einreibungen mit der Ringelblume-Tinktur.

Nagelerkrankungen, Nagelbettentzündung, Daumengeschwür:

Auch bei brüchigen Nägeln kennt die Naturheilkunde seit jeher verschiedene Möglichkeiten der Behandlung. Die Ringelblume kann sehr gut helfen.
Sehr warme bis heiße Ringelblume-Bäder über $1/2$ bis $3/4$ Stunde Dauer werden durch anschließende Behandlung mit dem Ringelblume-Ölauszug ergänzt. Wenn notwendig, können auch Ölauszugeinbände gemacht werden. Selbstverständlich hilft auch die Ringelblume-Salbe bei diesen Erkrankungen.
Der Blutreinigungstee (Ringelblume-Tee) kann zur Unterstützung getrunken werden.

Nasenerkrankungen:

Bei Nasenentzündungen ist die Ringelblume-Salbe sehr hilfreich. Die Ringelblume ist bei allen Entzündungen eine ganz hervorragende Heilpflanze und hilft auch bei Viruserkrankungen und Bakterienausscheidung ganz enorm. Bei Nasenerkrankungen besteht aber immer die Schwierigkeit, wie bringe ich das Medikament in die höher gelegenen Nasenräume. Aus diesem Grunde möchte ich es nicht versäumen, Sie mit einer ganz einfachen, aber überaus wirksamen Heilmethode bekannt zu machen. Bei dieser Methode bringen Sie auch den Ringelblume-Tee oder die verdünnte Tinktur in den Nasenraum.

Wenn Sie die Ringelblume-Tinktur verwenden, mit Wasser allein oder mit Salzwasser, so geben Sie in den Behälter ca. 20 Tropfen der Tinktur.

Wichtig!
Verlangen Sie beim Kauf unbedingt eine „PECUSAN"-Nasen-Ohrendusche, denn nur sie ist mit einem Spritzzusatz ausgerüstet und nur mit ihr können Sie den Pumpeffekt erzielen.

Ich möchte noch einmal die Autoren des Buches „Bittere Pillen" zitieren. Sie schreiben zum Kapitel „Medikamente gegen Schnupfen" unter anderem:

„Schon die Spülung mit einprozentiger Kochsalzlösung ist oft hilfreich. Ein Gramm Speisesalz in $100 \, cm^3$ (=1 Deziliter Wasser) aufgelöst und mit einer Plastik-Spritze ohne Nadel in die Nase geträufelt, kann sehr wirkungsvoll sein (bei Kleinkindern: 5 mal täglich 3–5 Tropfen). Wenn die verwendete Lösung nicht mehr als ein Prozent Salz enthält, ist sie harmlos – sie kann allerdings ein Brennen in der Nase verursachen." Und weiter schreiben die Autoren: „Hat man einmal Nasentropfen zu lange verwendet, ist es sehr schwer, von ihnen loszukommen. Sobald man mit dem Einträufeln aufhört, schwellen die Schleimhäute stark an. Es gibt zwei Moglichkeiten der ‚Entwöhnung':

— Man setzt die Behandlung in nur einem Nasenloch so lange fort, bis die Schwellung im anderen abgeklungen ist. So kriegt man immer Luft.

— Man behandelt die Schleimhäute einige Zeit statt mit den bisherigen Tropfen mit einprozentiger Salzlösung."

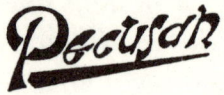

Nasen – Ohrendusche
Ges. gesch.

Dieses Gerät ermöglicht eine einfache, sehr wirksame **Naturheilmethode ohne Medikamente**, *wird von Ärzten und Heilpraktikern empfohlen und hilft gegen:*

> *Nasen-Ohren-Krankheiten*
> *Erkältungskrankheiten*
> *Stirnhöhlenkatarrh*
> *Heuschnupfen*
> *(Chronischer Schnupfen)*
> *Kopfschmerzen (chronisch)*
> *Schlaflosigkeit*
> *Beschwerden infolge*
> *von Luftverschmutzung*

Die ideale Therapie und Vorbeugung gegen Erkältungskrankheiten!

Mit **Wasser und etwas Salz** *wird die* **Nase wieder frei**, *Ihr Wohlbefinden wird wiedererlangt und gesteigert.*

Die Anwendung ist so einfach wie das Zähneputzen — jedoch noch wichtiger!

Wasser und Salz *waren schon immer ein wirksames Heilmittel und die Forderung nach Reinhaltung der Nase durch konsequente Nasenpflege (Spülung der Nase mit Salzwasser) finden wir in der medizinischen Literatur immer wieder.*

Für die Nasenspülung verwenden Sie am besten eine 1%-ige Salzwasserlösung (Kochsalz, Meersalz oder Emser Salz). In unserem Falle geben Sie einen gestrichenen Teelöffel Salz in den Behälter und füllen mit (lauwarmem) Wasser auf.

Durch die Benützung der Dusche werden Stirn- und Nasenhöhle wieder frei, da Ablagerungen im Naseninnern gelöst und herausgeschwemmt werden.

*Sehr oft ist das natürliche Reinigungssystem unserer Atemwege nicht mehr in der Lage ohne Hilfe Bazillen, Viren, Staub und Schmutz auszufiltern, diese Schadstoffe bleiben also zurück, die Mikroben können sich rasch vermehren. Bazillen und Viren siedeln sich ungehindert im Nasen- und Stirnhöhlenbereich an. Diese **Brutstätten** sind dann die Ursache von Erkrankungen wie bereits angeführt. Es kann aber auch sein, daß es zu einer Immunschwäche kommt, was wiederum Erkrankungen wie etwa Heuschnupfen, Pollenallergie u. ä. m. zur Folge hat. Selbst eine geistige Immobilität kann als Folge eintreten.*

Jeder Mensch weiß, wie wichtig eine gut funktionierende Nasenatmung ist, um den Körper mit dem notwendigen Sauerstoff zu versorgen. Häufig werden auch Schnarcher durch die nun wieder freie Nasenatmung von ihrem Leiden befreit.

Nasendusche vor dem Schlafengehen!

Es ist eine uralte Erfahrung, daß das Salzwasser die hochempfindlichen Schleimhäute im Nasen- und Stirnhöhlenraum stabilisiert.

Die Verwendung der Nasendusche ist zumindest so wichtig wie das Zähneputzen und sollte ebenfalls mehrmals täglich erfolgen − als echte Vorbeugung gegen Erkältungskrankheiten und zur Stabilisierung des Immunsystems.

Und noch etwas: *Haben Sie* **keine Angst vor Wasser in der Nase!**

Weil das Wasser durch den Ausgießstutzen (Kugelaufsatz) nur in einen Nasenkanal eintritt und aus dem anderen ungehindert ausfließt, entsteht während dieses Vorgangs **kein Wasserstau** *und auch* **kein einseitiger Druck**, *wenn dabei der Mund offen bleibt.*

Die Nasendusche wird durch Aufsetzen der Spritzdüse zur **Ohrendusche** *umfunktioniert.*

Es ist notwendig, den Gehörgang sauber zu halten.

Da sich das Ohrenschmalz nicht immer ganz leicht entfernen läßt, eine Reinigung mit harten Gegenständen nicht nur nicht zielführend, sondern auch gefährlich ist (Verletzungsgefahr), haben wir die Ohrendusche konstruiert.

Füllen Sie den Behälter mit Waschflüssigkeit (Wasser, Seifenwasser, Badewasser etc.) und verfahren Sie so, wie es in der Gebrauchsanweisung beschrieben ist. Ganz ideal ist die Verwendung der Ohrendusche während Sie ein Bad nehmen.

Sie werden staunen, wie gut, oder um wieviel besser Sie nach einer Ohrendusche hören.

Bei Entzündungen im Ohr − Gehörgang − können Sie mit Hilfe dieses Gerätes auch Ohrentropfen, Ringelblume-Präparate etc. mühelos zur Anwendung bringen.

Narbenschmerzen:

Die Einreibung mit der Tinktur und auch mit der Salbe mehrmals täglich bringt meist rasche Besserung.

Nervenschmerzen:

(Nach Verletzungen, Amputationen u. ä.)
Ringelblume-Breiauflagen über Nacht. Tagsüber einreiben mit der Tinktur und/oder auch Bäder helfen ganz gewiß. Offene Stellen durch das Tragen von Prothesen heilen ebenfalls durch die Verwendung der Ringelblume-Salbe.

Nierenerkrankungen:

Bei diesen Leiden sollten Sie die Sitzbäder versuchen. Ganz wichtig wäre es, reichlich Ringelblume-Tee zu trinken (4−5 Tassen auf den Tag verteilt − Thermosflasche), denn die Ringelblume wirkt reinigend und zirkulationsanregend.

Oberschenkelgeschwür:

Nehmen Sie Ringelblume-Sitzbäder oder machen Sie Brei-auflagen. Zwischendurch cremen Sie mehrmals täglich mit der Ringelblume-Salbe ein. Es hat sich gezeigt, daß bei dieser Erkrankung beide Drogen, Beinwell und Ringelblume sehr heilsam sind und daher können Sie natürlich auch die Mischsalbe Beinwell-Ringelblume verwenden.

Parodontose (Zahnlockerung):

Auch hier zeigen sowohl Beinwell als auch Ringelblume ihre ganze Großartigkeit als Heilpflanzen. Die Zahnärzte hätten sicher viel weniger zu tun, wenn die Menschen diese beiden Helfer nicht (fast) vergessen hätten.
Die Anwendung ist sehr einfach. Nach dem Zähneputzen einen kleinen Schluck der Tinktur in den Mund nehmen, gut einspeicheln und möglichst lange im Mund behalten, dann schlucken – sehr gut auch für Magen und Darm. Schon nach kurzer Anwendungszeit werden Sie merken, daß sich das Zahnfleisch wieder festigt und eine gesunde Farbe bekommt.

Pigment- und Altersflecken:

Diese können durch die Behandlung mit Ringelblume-Frischsaft (mehrmals täglich damit bestreichen) zum Verschwinden gebracht werden. Man sollte überhaupt bei Hautschäden die Ringelblume versuchen.

Psoriasis (Schuppenflechte):

Diese sehr unangenehme und leider weit verbreitete Hauterkrankung ist mit Beinwell-Salbe und überhaupt mit Beinwell-Behandlung am ehesten zu heilen. Da aber, wie schon mehrmals erwähnt, die Ringelblume ähnliche Wirkungen zeigt wie Beinwell, nämlich auch abgestorbenes Gewebe zu entfernen, die Gewebserneuerung einzuleiten, das Zellwachstum zu fördern, eine großartige Wirkung auf die Wundheilung (Granulation) und die Bildung des obersten Zellschichtgewebes (Ephithelisierung) auszuüben, muß sie auch hier ihren Platz finden.

Was über Beinwell gesagt wurde, trifft auch auf die Ringelblume zu und auch hier können Sie die eine oder die andere bzw. auch beide Heilpflanzen zusammen verwenden.

Bei der Behandlung der Schuppenflechte sollten Sie folgendes unbedingt beachten:

1. Während der Behandlungszeit verwenden Sie keine parfümierten Seifen, sondern nur eine neutrale Seife (Terpentin Kernseife), keine chemischen Badezusätze, keine Körpersprays, keine kosmetischen Präparate etc.

2. Nehmen Sie Beinwell-Ringelblume-Bäder (Arm-, Fuß-, Sitz- oder Vollbäder, je nach befallener Körperstelle). Sitz- und Vollbäder 2–3 mal wöchentlich. Arm- oder Fußbäder können Sie täglich nehmen.

3. Zu den Bädern oder anstatt der Bäder sind Breiauflagen an stark befallenen Stellen sehr zu empfehlen.

4. Cremen Sie die befallenen Körperstellen täglich mehrmals mit der Beinwell-Salbe, Ringelblume-Salbe oder der Mischsalbe ein.

5. Eine Tee-Kur (besonders Ringelblume-Tee) kann die Behandlung (blutreinigend) sehr unterstützen.

Verständlicherweise versuchen Psoriasis-Kranke alle nur erdenklichen Medikamente und Salben, um von ihrem Leiden befreit zu werden.

Versuchen Sie einmal die Beinwell- oder Ringelblume-Salbe!

Quetschungen:

Mehrmals täglich mit der Tinktur einreiben.

Rheuma:

Bei Rheuma helfen Ringelblume-Bäder und Einreibungen mit der Tinktur (mehrmals täglich).

Schleimhautentzündungen:

Verwenden Sie den Ringelblume-Tee. Bei Entzündungen in der Mundhöhle und im Rachenraum den Tee gut wirken lassen. Bei Entzündungen im Nasenraum — siehe Nasen-Ohrendusche! Verwenden Sie die Ringelblume in Form eines Infus.

Sehnenscheidenentzündung:

Hier wirken Einreibungen mit der Tinktur und auch warme Breiumschläge.

Venenentzündungen: *(Siehe Krampfadern!)*

Verbrennungen:

Bei schweren Verbrennungen ist unbedingt der Arzt beizuziehen. Bei leichten Verbrennungen, Verbrühungen und Sonnenbrand hilft die Salbe der Ringelblume hervorragend.

Vergiftungen:

Nicht nur bei Magenunstimmigkeit, sondern auch bei Vergiftungen im Magen-Darmbereich ist die Ringelblume eine unserer besten Helferinnen und Sie können sofort etwas dagegen tun. Wenn Sie also etwas Giftiges gegessen oder getrunken haben — wie z.B. giftige Pilze, Beeren, verdorbenes Fleisch oder gar verdorbene Fische, überhaupt nicht mehr einwandfreie Nahrungsmittel (Ablaufdatum auf verpackten Nahrungsmitteln beachten), so nehmen Sie sofort einen kräftigen Schluck Ringelblume-Tinktur zu sich. Behandeln Sie weiter mit viel Ringelblume-Tee aus der Gesamtdroge. Außerdem wirken auch warme Breiauflagen auf den Magen. Auch der Ringelblume-Wein ist in diesem Fall sehr zu empfehlen.

Wichtig! *Bei Verätzungen durch Laugen oder Säuren muß auf schnellstem Wege der Arzt geholt werden. Auch bei Vergiftungen durch verdorbene Speisen müssen Sie den Arzt rufen, besonders dann, wenn der Betroffene das Bewußtsein verlieren sollte.*

Aber in jedem Fall behandeln Sie sofort mit der Ringelblume, denn sie ist imstande, Giftwirkungen aufzufangen und wirkt zugleich als ein mildes Abführmittel. Durch die Vergiftung können Schädigungen im Magen-Darm, eine Gelbsucht, eine Schädigung der Nieren und ähnliches entstehen; die Ringelblume wirkt dem sofort entgegen.

Verrenkungen, Verstauchungen:

Hier ist in erster Linie Beinwell zuständig, doch auch Einreibungen und Breiauflagen mit der Ringelblume helfen.

Warzen:

Mehrmals täglich mit dem Saft der frischen Stengeln der Ringelblume bestreichen.

Wunden:

Eine Mullbinde wird mit der Ringelblume-Tinktur getränkt, auf die Wunde aufgelegt und eingebunden. Dieser Einband wirkt reinigend und fördert die Heilung sehr.

Wundfieber:

Ringelblume-Tee aus der ganzen Pflanze, 2—4 Tassen auf den Tag verteilt trinken.

Zellgewebsentzündungen:

Es helfen Einreibungen mit der Ringelblume-Tinktur ebenso wie eincremen mit der Salbe.

Zwölffingerdarmbeschwerden:

(Siehe Darmentzündung!)

Ringelblume-Kosmetik

Die Ringelblume hat einen außerordentlich guten Einfluß auf die Haut, sie hilft das oberste Zellschichtgewebe zu erneuern. Allein aus diesem Grund bietet sie sich zur Herstellung von Kosmetika förmlich an.

Sie können alle in diesem Buch angeführten Präparate auch als kosmetische Präparate verwenden. Außer diesen führe ich noch an:

Ringelblume-Gesichtsdampfbad:

Bringen Sie 1 l Wasser zum Kochen und geben Sie 2−3 Eßlöffel Tinktur dem kochenden Wasser bei.

Geben Sie die kochende Mischung in einen Topf, beugen Sie sich mit dem Gesicht darüber, bedecken Sie Kopf und Topf mit einem Tuch. Nun schwitzen Sie einige Minuten.

Besonders zu empfehlen bei entzündeter und unreiner Haut.

Ringelblume-Reinigungsöl:

70 g Ringelblume-Ölauszug werden mit 30 g Maiskeimöl vermengt und, wenn Sie wollen können Sie noch einige Tropfen Parfümöl (Pfefferminz, Melisse, Rosmarin, Latschenkiefer, etc.) beigeben. Das Ganze sehr gut schütteln und damit das Gesicht einmassieren. Einige Minuten wirken lassen, dann das Gesicht mit warmem Wasser abwaschen.

Zur Nachbehandlung verwenden Sie das

Ringelblume-Gesichtswasser:

30 g Ringelblume-Tinktur, 70 g destilliertes Wasser und einige Tropfen Parfümöl werden gemischt und gut geschüttelt. Dieses Gesichtswasser ist besonders für empfindliche und trockene (bis schuppige) Haut hervorragend geeignet.

Ich möchte noch darauf hinweisen, daß auch die in diesem Buch angeführten

Ringelblume-Bäder:

Bäder sind, die man durch Zugabe von kleinen Mengen Parfümöl und, wenn Sie wollen ein wenig Kochsalz, zu ganz ausgezeichneten Kosmetikbädern machen kann.

Ringelblume-Nährcreme:

Wir brauchen: *5 g Bienenwachs (gereinigt!)*
20 g Lanolin anhydrid (wasserfrei)
50 g Ringelblume-Ölauszug
40 g destilliertes Wasser
½ Kaffeelöffel reinen Bienenhonig
3 Tropfen Rosenöl

Diese ganz vorzügliche Haut-Nährcreme bereiten Sie folgendermaßen zu:

1. *Im Wasserbad wird das Lanolin und das Bienenwachs geschmolzen.*
2. *Dieser Fettschmelze fügen Sie den Ringelblume-Ölauszug bei und erwärmen auf 60 Grad.*
3. *Zwischenzeitlich erwärmen Sie auch das destillierte Wasser auf 60 Grad und lösen darin den Bienenhonig auf.*
4. *Nehmen Sie die Fettschmelze (Bienenwachs + Lanolin + Ölauszug) und rühren Sie mit einem Handmixer die wässerige Lösung (destilliertes Wasser + Bienenhonig) langsam − Handmixer auf kleinster Geschwindigkeitsstufe − in die Fettschmelze ein.*
5. *Rühren Sie weiter, bis die Masse nur noch ein wenig warm ist.*
6. *Parfümieren Sie mit dem Rosenöl und rühren so lange weiter, bis die Creme vollkommen erkaltet ist.*

Wichtig! *Zur Herstellung und Aufbewahrung verwenden Sie* **kein Metallgeschirr.**

Bienenwachs reinigt man leicht folgendermaßen:

Erwärmen Sie das Wachs zusammen mit Wasser bis das Wachs flüssig ist. Nach dem Erkalten haben sich Schmutz und Unreinheiten auf dem Boden des Gefäßes gesetzt, bzw. als unterste Schicht des Wachses angesetzt. Vorsicht wegen Brandgefahr – Überkochen (Überschäumen).

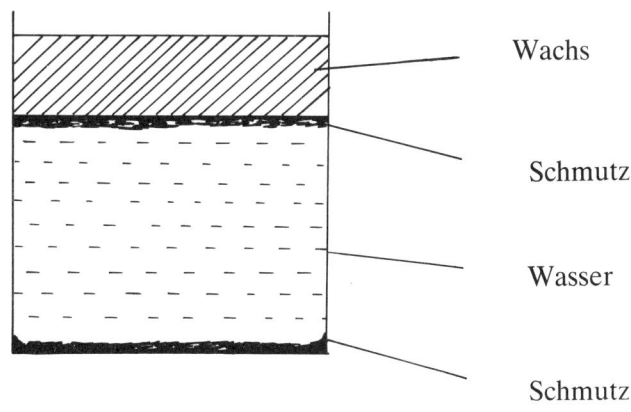

Wachs

Schmutz

Wasser

Schmutz

Noch ein Hinweis

Wenn Sie die Ringelblume nicht selbst ziehen wollen, bekommen Sie sie in der Apotheke, im Reformhaus oder in der Kräuterhandlung.

Sollten Sie dort die Droge oder andere Zutaten – besonders auch die PECUSAN-Nasen-Ohrendusche nicht bekommen, so gebe ich Ihnen auf Anfrage Bezugsquellen gerne bekannt.

Bitte Antwortporto (Briefmarke) beilegen!

Schreiben Sie an: **Haus Salzkammergut**
Familie Pechatschek
Agergasse 12
A-4880 St. Georgen/Attergau
Österreich